DES

VARICES OESOPHAGIENNES

DANS LA CIRRHOSE DU FOIE

PAR

Augustin AUDIBERT,

Docteur en médecine de la Faculté de Paris.

PARIS

A. PARENT, IMPRIMEUR DE LA FACULTÉ DE MÉDECINE

31, RUE MONSIEUR-LE-PRINCE, 31.

1874

DES

VARICES OESOPHAGIENNES

DANS LA CIRRHOSE DU FOIE

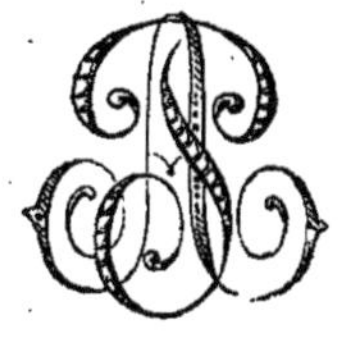

Paris. A. PARENT, imprimeur de la Faculté de Médecine, rue M -le-Prince, 31.

DES

VARICES OESOPHAGIENNES

DANS LA CIRRHOSE DU FOIE

PAR

Augustin AUDIBERT,

Docteur en médecine de la Faculté de Paris.

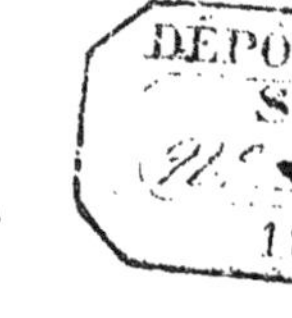

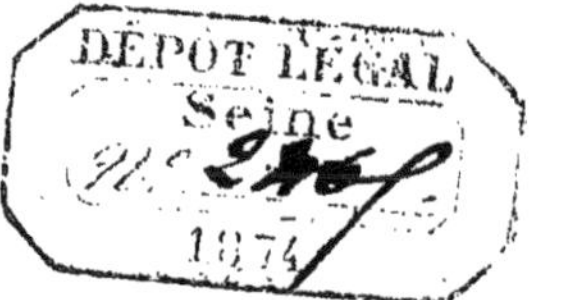

PARIS

A. PARENT, IMPRIMEUR DE LA FACULTÉ DE MÉDECINE

31, RUE MONSIEUR-LE-PRINCE, 31.

1874

A MON PÈRE

A MA MÈRE

HISTORIQUE.

Il n'existe que deux observations de varices œsophagiennes; elles ont paru dans le Recueil des travaux de la Société médicale d'observation, en 1858.

Avant cette époque, peu d'auteurs avaient parlé de cette affection. Le premier, Pierre Franck (1) en fait mention dans son traité de Médecine pratique : « Parmi les varices internes, dit-il, on remarque celles de la substance corticale du cerveau, du cervelet, des plexus choroïdes, du pharynx, de l'œsophage, etc. » Quelques pages plus loin, il revient sur les varices pour en indiquer les symptômes, mais il ne dit rien de la marche ni des causes de cette affection.

En 1837, Lediberder (2) présenta une observation de : hématémèses répétées, dues à des varices œsophagiennes; ces hématémèses s'étaient produites chez un vieillard de 71 ans, encore très-bien portant et vigoureux. L'autopsie de cet homme, mort de pneumonie, après un vomissement de trois litres de sang, ne révéla pas d'affection à laquelle on pût attribuer ces dilatations variqueuses des veines de l'œsophage.

La même année, Fauvel observa aussi un cas de : hématémèse foudroyante due à des varices œsopha-

(1) P. Frank, Traité de médecine pratique. Paris, 1820, t. III, p. 245.
(2) Lediberder et Fauvel, Hématémèses répétées dues à des varices œsophagiennes, à propos de deux observations, etc.

giennes chez un malade atteint de cirrhose du foie et d'affection granuleuse des reins.

Ces observations parurent en 1858, avec quelques réflexions générales, dans le Recueil des travaux de la Société médicale d'observation (1).

M. le professeur Gubler (2), dans sa thèse d'agrégation, parle de l'observation de Fauvel et donne les causes de cette dilatation variqueuse des veines œsophagiennes.

Pour compléter ce court aperçu, nous parlerons d'une observation très-intéressante, recueillie sur un jeune américain ; ce jeune enfant de 10 ans mourut des suites d'une hématémèse très-considérable qui avait été précédée d'épistaxis, de crachement de sang. On trouva à l'autopsie une dilatation variqueuse des veines du cardia de la grosseur d'un œuf de poule. Cette observation, publiée dans *American journal of medical Science*, a été rapportée dans l'*Union médicale* du 12 février 1857 (3).

(1) A. Gubler, De la cirrhose. Thèse pour l'agrégation, Paris, 1853.
(2) Recueil des travaux de la Soc. méd. d'observat., 1868, III.
(3) Union médicale, 1857, t. XIX, p. 78.

DES

VARICES OESOPHAGIENNES

DANS

LA CIRRHOSE DU FOIE

PATHOGÉNIE.

Nous n'avons pas à entrer ici dans la discussion des opinions diverses émises depuis Laënnec sur la nature et le développement de la cirrhose; nous dirons seulement en quelques mots la théorie exposée par M. le professeur Gubler (1), et qui est aujourd'hui admise par la généralité des auteurs.

L'altération essentielle de la cirrhose porte sur la charpente fibreuse du foie et sur le tissu conjonctif extra et intralobulaire; cette altération est due à un épanchement interstitiel de la lymphe plastique, qui s'organise dans le tissu interlobulaire, sous l'influence d'une congestion hyperémique, active au début, à laquelle succède une inflammation chronique.

Ce tissu conjonctif de nouvelle formation acquiert en se développant toutes les propriétés du tissu fibreux, du tissu cicatriciel; il se rétracte, et conséquemment il

(1) Gubler, De la cirrhose. Thèse d'agrégation, Paris, 1853.

comprime le tissu hépatique qu'il 'enveloppe ; à mesure que se développera ce tissu conjonctif, les parties qui entrent dans la composition de l'organe seront forcément refoulées, comprimées ; elles finiront même par s'atrophier et disparaître tout à fait.

Dans cette rétraction, que deviendront les canaux et les vaisseaux du foie ? Refoulés, comprimés, bientôt même complètement atrophiés, ils ne pourront plus livrer leur passage ordinaire au sang ni à la bile ; celle-ci, sécrétée d'abord en quantité beaucoup moins considérable, cessera bientôt tout à fait de l'être. De même pour le sang ; il n'arrivera d'abord plus que difficilement dans les lobules ; bientôt même, rencontrant une barrière mécanique par le fait de l'obstruction ou plutôt de l'atrophie des capillaires, il ne pourra plus circuler entre la veine-porte et les veines sus-hépatiques, et il en résultera une stase sanguine dans tout le système porte.

Une des principales fonctions du foie consiste à éliminer du sang les matériaux de la bile qui y sont contenus ; par suite de la disparition du tissu hépatique, le foie perdra cette fonction, et ces matériaux restant dans le sang lui donneront une très-grande fluidité ; nous reviendrons sur ce fait quand nous aurons à parler des hémorrhagies sous-muqueuses ou sous-cutanées qui souvent se montrent dans le cours, et surtout à la dernière période de la cirrhose.

Nous venons de voir les capillaires de la veine porte refoulés et finalement atrophiés par la rétraction du tissu conjonctif ; mais le sang continue à être apporté, il trouve une barrière mécanique qu'il ne peut franchir, de là, stase sanguine, pression considérable exercée sur les parois vasculaires qui se dilatent forcément; si l'obstacle se développait rapidement et s'opposait tout à coup au passage du sang, il y aurait, par le fait de cette pression, rupture des parois vasculaires et production d'hémorrhagies considérables; c'est pourquoi la cirrhose à marche lente, chronique, expose beaucoup moins aux hémorrhagies que la cirrhose à marche rapide et, pour ainsi dire, aiguë.

Généralement l'obstruction se fait peu à peu, les capillaires sont lentement comprimés, puis atrophiés; le sang s'accumule peu à peu dans la veine-porte, il la dilate, et il tend à s'échapper par les anastomoses normales qui font communiquer le système de la veine-porte avec la circulation générale.

Cependant Carswell (1) cite trois cas où il trouva dans la veine-porte très-dilatée des caillots noirâtres et paraissant de formation ancienne. Frerichs (2) pense que dans ce cas la circulation du foie avait cessé longtemps avant la mort.

Quelles sont les voies par lesquelles se rétablit le plus souvent la circulation après l'obstruction des capillaires de la veine-porte? Monneret (3) a observé qu'après la disparition du tissu hépatique il se forme dans le foie de nouveaux vaisseaux; mais cet auteur les considérait comme une dépendance exclusive de l'artère hépatique; Kiernan (4) a démontré par des injections qu'il a faites tantôt par la veine-porte, tantôt par l'artère hépatique, que ces vaisseaux font communiquer les deux systèmes;

(1) Carswell, Pathological anatomy.
(2) Frerichs. Traité pratique des maladies du foie.
(3) Monneret, Arch. gén. de méd., 4e série, août et septembre 1852.
(4) Kiernan, The anat. and physiol. of liver.

par conséquent, ces capillaires livrent passage au sang de la veine-porte, mais leur nombre restreint ne suffit pas à la circulation de tout le sang charrié par ce vaisseau.

Le système de la veine-porte communique avec les veines-caves par des anastomoses nombreuses, dont quelques-unes plus souvent observées ont été étudiées avec beaucoup de soin. Quelques auteurs ont observé des anastomoses qui ne se produisent que très-rarement. Monneret a trouvé, dans un cas d'obstruction de la veine-porte, la veine splénique avec deux tumeurs communiquant avec la veine azygos, qui offrait trois dilatations variqueuses. Cruveilhier (1) a signalé des anastomoses : 1° entre les hémorrhoïdales et les veines honteuse interne, obturatrice et fessière ; 2° entre la veine rénale gauche et la mésentérique supérieure. Schmiedel (2) cite des anastomoses : 1° entre la coronaire stomachique et la gastro-épiploïque et la veine rénale ; 2° entre la pylorique et la veine azygos ; 3° entre la veine courte et la veine phrénique.

Les communications suivantes ont été étudiées avec beaucoup plus de soin et plus souvent observées ; nous entrerons ici dans quelques détails.

1° Le plus souvent, dans la cirrhose, la circulation se rétablit par des veines normales que M. le professeur Sappey (3) appelle les rameaux accessoires de la veine-porte. Ces petits vaisseaux partant de la face inférieure du diaphragme et de la paroi interne de l'abdomen se dirigent jusqu'au foie, entre les feuillets du ligament

(1) Cruveilhier, Anatomie descriptive.
(2) Schmiedel, cité par Cruveilhier, Anatomie descriptive.
(3) Sappey, Mémoire sur un point d'anatomie. Bullet. de l'Acad. de médecine, 1859.

suspenseur. Une partie de ces rameaux plonge dans la face convexe du foie et s'y anastomose avec les rameaux de la veine-porte; l'autre partie gagne la scissure longitudinale et se répand à la face inférieure de l'organe. La plus volumineuse de ces veinules s'abouche dans la branche gauche du sinus de la veine-porte; par leur extrémité opposée, ces veinules se ramifient, à travers les muscles droits de l'abdomen, et vont se continuer par des anastomoses capillaires soit avec les veines épigastriques et mammaires internes, soit avec les veines sous-cutanées de l'abdomen. Une de ces veinules peut atteindre un volume très-considérable; M. Sappey en a trouvé une dont le calibre était aussi volumineux que celui de la veine fémorale.

Depuis longtemps on avait signalé le fait de la dilatation des veines de l'abdomen. En 1832, Pégot avait publié l'observation d'une tumeur variqueuse du pli de l'aine, tumeur reliée au sinus de la veine porte par une veine très-dilatée et contenue dans le bord libre du ligament falciforme. Bamberger, Rokitansky(1) publièrent des faits analogues, et Rokitansky s'attacha à démontrer que cette veine dilatée n'était autre que la veine ombilicale non oblitérée ou redevenue perméable, et que ces tumeurs variqueuses étaient la conséquence de la persistance de la veine ombilicale; en même temps, il croyait que le sang allait de bas en haut, c'est-à-dire de l'ombilic au foie.

En 1859, M. le professeur Sappey (2), dans un Mémoire à l'Académie de médecine, s'appuyant sur deux dissections faites sur des cadavres de cirrhotiques,

(1) Rokitansky, Patholog. anatom.
(2) Sappey, loc. cit.

prouva que la veine ainsi dilatée n'était pas du tout la veine ombilicale qu'il montra au-dessus de la précédente, dans le bord libre du ligament suspenseur, sous la forme d'un cordon fibreux et imperméable comme elle se montre toujours ; cette veine n'était autre qu'une des nombreuses veinules qui rampent entre les feuillets du ligament suspenseur, et qui font communiquer la veine-porte avec les veines sous-aponévrotiques et sous-cutanées de l'abdomen ; elle était aussi grosse que le petit doigt et venait s'aboucher à plein canal avec les veines épigastriques, elles-mêmes très-dilatées; d'autres fois, les veines s'abouchent avec les veines superficielles de l'abdomen.

M. Sappey établit aussi que, dans ce cas, le sang coule de haut en bas ; ne pouvant plus passer dans les veines sus-hépatiques pour se jeter dans la veine-cave inférieure, le sang fait un circuit très-long pour venir se jeter dans une des branches de la veine-cave. Quand les veines dilatées s'abouchent avec les veines épigastriques, le sang vient se jeter dans la veine iliaque externe; les veines sous-cutanées de l'abdomen se jettent dans la veine saphène interne au moment où celle-ci traverse l'aponévrose de la cuisse pour se jeter dans la veine fémorale. Quelquefois, et exceptionnellement, les rameaux accessoires s'abouchent à la mammaire interne et le sang rentre dans la veine cave supérieure en dilatant les parois de la poitrine et le cou, ainsi que Monneret l'a observé une fois.

Les veines épigastriques ne deviennent jamais le siége de varices, parce que, avant de se jeter dans l'iliaque externe, elles se réfléchissent, et que, par conséquent, le sang chemine de la même façon dans les deux veines ; il n'en est pas de même pour les sous-cutanées abdominales ; ici il chemine de haut en bas, tandis que, dans la saphène interne, le sang coule de bas en haut ; les deux colonnes sanguines opposent donc un obstacle mutuel au cours du sang ; de là tendance pour les deux veines à se dilater considérablement et formation dans les veines sous-cutanées abdominales de tumeurs variqueuses qu'on observe assez fréquemment au pli de l'aine.

2° Quelquefois une inflammation se produit, des adhérences se forment entre le foie et le diaphragme, et dans ce cas, Kiernan (1) a signalé des vaisseaux de nouvelle formation qui établissent, à travers ces adhérences, une voie de communication par laquelle le sang de la veine-porte peut venir se déverser dans les veines diaphragmatiques.

3° Des anastomoses existent vers la fin du tube digestif entre les veines hémorrhoïdales supérieures, branches de la veine-porte et hémorrhoïdales moyennes et inférieures, branches de l'hypogastrique. Les auteurs ne sont pas d'accord sur l'importance qu'il faut accorder à cette voie de communication ; quelques auteurs, Monneret (2) entre autres, prétendent que rarement la circulation se rétablit par cette voie : « J'ai interrogé, dit Monneret, un assez grand nombre de malades atteints de cirrhose pour savoir s'ils étaient sujets à des hémorrhoïdes ou à un flux sanguin par le rectum, et je n'ai pas trouvé parmi eux plus d'hémorrhoïdaires que chez les malades atteints d'autres affections. » D'autres

(1) Kiernan, loc. cit.
(2) Monneret, loc. cit.

auteurs, au contraire, exagèrent peut-être le rôle de cette voie dé dérivation.

4° Citant l'observation de Fauvel, et après avoir parlé de l'anastomose des veines hémorrhoïdales, M. Gubler dit dans sa thèse de 1853 : « Une disposition analogue doit nécessairement exister, mais sur une moindre échelle, vers l'orifice cardiaque de l'estomac, quoiqu'elle n'ait pas été l'objet spécial d'une mention de la part des anatomistes. Là, en effet, comme à la fin du tube digestif, se trouve un terrain neutre sur lequel se rencontrent deux ordres de veines, dont les unes se rendent par l'azygos et d'autres branches dans la grande circulation, tandis que les secondes aboutissent à la veine-porte par la coronaire stomachique. »

L'observation de la femme de Lariboisière vient démontrer, avec l'observation de Fauvel, la justesse de ces vues. Malheureusement on n'a pu disséquer la veine ni la suivre jusqu'à la veine azygos ou une autre veine de la grande circulation; mais il n'est pas moins certain que telle a été la voie suivie par le sang de la veine-porte; arrêté dans son cours normal par les capillaires du foie oblitérés, le sang s'est accumulé dans les vaisseaux, la stase sanguine s'est développée de proche en proche jusqu'aux capillaires œsophagiens, une pression considérable a forcé ces vaisseaux à se dilater, le sang a cherché à s'échapper par les anastomoses normales; en vertu de la pression devenue prépondérante dans la veine-porte, la circulation s'est établie de la veine porte vers les veines œsophagiennes qui se sont considérablement dilatées; les capillaires œsophagiens, imperceptibles à l'état normal, ont alors formé ces réseaux à mailles allongées que l'on a trouvés à l'autopsie, ainsi le sang a dilaté de proche en proche tous ces capillaires jusqu'à ce qu'il ait trouvé une veine pouvant permettre à tout ce sang de rentrer dans la circulation générale; ces veinules déjà trop dilatées, et ne pouvant subir une pression trop exagérée, ont formé de petites tumeurs variqueuses; quelques-unes, à parois trop faibles, se sont rompues et ont donné lieu aux hématémèses qui se sont produites chez cette malade.

Il me semble que l'on peut citer aussi à l'appui de ces conclusions une observation que je vais résumer en quelques lignes. Elle a été recueillie, en 1864, par M. le Dr Cornil, et elle est rapportée en entier dans la thèse inaugurale de M. le Dr Duperray (1). Il s'agit d'un homme de 45 ans, ayant l'habitude de boire beaucoup d'alcool; cet homme a eu, avant son entrée à l'hôpital, 5 ou 6 hématémèses; il dit qu'il rendait d'abord quelques gorgées de sang caillé, les autres gorgées étaient seulement rouges; la première nuit après son entrée à l'hôpital, il a une hémorrhagie intestinale excessivement abondante, il a des vomissements de sang presque toutes les nuits; son ventre n'offre aucun développement, et les veines sous-cutanées abdominales ne sont pas dilatées, elles apparaissent dilatées seulement le 8 juin, et le malade meurt dans la nuit.

A l'autopsie, on ne trouve dans la cavité abdominale aucune trace de liquide; l'estomac est très-congestionné, sa muqueuse présente des arborisations vasculaires variqueuses des veines. Ces veines ne furent ni poursuivies ni disséquées; l'observation ne dit pas non plus

(1) Duperray, Thèse de Paris, 1867.

Audibert. 2

que l'œsophage eût été ouvert et examiné. De l'absence de liquide dans la cavité abdominale, on peut déduire qu'il n'y a pas eu de stase sanguine considérable, et que par conséquent le sang avait suivi une voie collatérale suffisante pour le dégorgement de la veine-porte; d'un autre côté, l'absence de dilatation des veines sous-cutanées abdominales peut faire croire que le sang avait suivi, pour rentrer dans la grande circulation, le chemin de la veine coronaire stomachique dont on a trouvé des branches ayant subi la dilatation variqueuse.

Il est donc parfaitement permis de dire que quelquefois, dans la cirrhose, la circulation se rétablit par les anastomoses existant entre les œsophagiennes inférieures, branches de la veine coronaire stomachique, et les œsophagiennes moyennes et supérieures, qui vont se jeter soit dans les veines diaphragmatiques inférieures branches de la veine-cave inférieure, soit dans les diaphragmatiques supérieures qui se rendent directement dans la veine-cave supérieure ou dans ses branches d'origine, près de leur réunion (1).

Pourquoi le sang de la veine porte ne suit-il pas toujours la même voie pour rentrer dans la circulation générale? Pourquoi ne s'engage-t-il pas toujours dans les veines normales les plus rapprochées de ses capillaires obstrués? C'est ce qu'il n'est point permis de dire en ce moment d'une façon certaine, et ce que peut-être des observations plus minutieuses nous apprendront plus tard:

Hémorrhagies. — Par quel mécanisme se produisent les hémorrhagies dans le cours d'une cirrhose? Certai-

(1) Cruveilhier, Anatomie descriptive.

nement elles se reconnaissent pas la même cause alors qu'elles ont lieu au début de la maladie avant même que le malade ait ressenti aucun signe de l'affection, qu'il continue encore à vaquer à ses occupations, ou bien lorsqu'elles se produisent alors que la maladie est très-avancée et que le malade est pour ainsi dire dans un état cachectique.

Dans la première hypothèse, les hémorrhagies ne peuvent reconnaître qu'une cause toute mécanique; les capillaires trop dilatés ne peuvent résister à la pression excessive que la colonne sanguine continue à exercer sur leurs parois; ils se déchirent et donnent lieu à des hémorrhagies qui peuvent être le premier et même en ce moment-là le seul symptôme apparent. Ce fait est rare mais on l'a observé quelquefois.

Cette cause d'hémorrhagie est la seule qui puisse expliquer la marche de la maladie dans l'observation de Lediberder, observation qui semble se rattacher à mon sujet, bien que le sujet de l'observation n'ait pas été atteint de cirrhose.

Il s'agit d'un homme de 56 ans, d'une bonne santé habituelle, toujours placé dans de bonnes conditions hygiéniques, à l'abri de la misère, n'ayant jamais fait d'excès de liqueurs alcooliques, n'offrant pas de traces de syphilis, n'ayant aucun signe de maladie de cœur, et n'ayant pas eu de fièvre intermittente; cet homme était encore très-vigoureux, il fit un effort considérable consistant à monter dans son grenier, l'un après l'autre, trois sacs de farine, pesant chacun 150 kilogrammes; il ressentit quelques instants après un peu de malaise et il vomit à pleine bouche, sans effort de toux, une assez grande quantité de sang, plus d'une livre.

Cette hématémèse l'affaiblit beaucoup, mais quoique pendant un an il continuât à vomir du sang et à avoir des selles sanglantes, il mangea bien et il maigrit très-médiocrement; à la fin de l'année, les hémorrhagies ayant cessé, le malade fut très-rapidement rétabli, et il put vaquer à ses occupations; pendant quatorze ans ensuite il jouit d'une excellente santé.

Ce n'est certainement qu'à une rupture des capillaires qu'il est possible d'attribuer ces hémorrhagies.

Bien souvent aussi dans une période plus avancée, on peut observer des hématémèses et des hémorrhagies produites par la rupture ou l'érosion des capillaires dont les parois sont sinon altérées, du moins affaiblies par suite des altérations que la nutrition générale a subies; dans ce cas, les capillaires résistent d'une manière insuffisante à la tension plus grande que le sang exerce sur leurs parois; on peut invoquer aussi, pour expliquer les hémorrhagies tardives, la trop grande fluidité du sang qui ne cède plus au foie les matériaux qui doivent servir à la formation de la bile, cette diffluence est encore augmentée par les altérations si grandes qu'a subies la nutrition générale, altérations qui feront que le sang, ainsi que tous les organes de l'économie ne recevront que des matériaux insuffisants à leur réparation.

Hypertrophie de la rate. — C'est à la stase sanguine qu'il faut attribuer l'hypertrophie de la rate, hypertrophie d'abord simplement congestive, et qui en se prolongeant finit par devenir une hypertrophie réelle; cette cause ne peut pas être niée, la preuve en est dans ce fait, que toutes les fois qu'il se produit une hémorrhagie un peu abondante dans le cours d'une cirrhose, on voit la rate diminuer sensiblement de volume.

On n'est pas d'accord sur la fréquence de cette tuméfaction, Frerichs ne l'a vue que dix-huit fois sur trente-six cas. Andral et Monneret (1) la regardent comme un phénomène peu habituel; M. Gubler dit qu'on l'a assez souvent observée dans la cirrhose pour être autorisé à regarder la tuméfaction de la rate comme étroitement liée à cette affection du foie.

La rate peut atteindre un volume très-considérable, double ou même triple de sa grosseur ordinaire ; cette tuméfaction serait extrême si l'obstacle surgissait tout d'un coup, et elle diminue par les hémorrhagies ou même par l'établissement d'une circulation collatérale suffisante.

Ascite.—L'ascite est généralement attribuée à la stase sanguine dans les veines; elle se montre presque toujours dans la cirrhose ; elle se développe généralement même d'assez bonne heure. Sur quarante cas observés par lui, Becquerel a vu l'ascite manquer seulement trois fois; Frerichs l'a vue vingt-quatre fois sur trente-six observations ; pourtant elle manque quelquefois d'une façon absolue; d'un autre côté, on a un certain nombre d'observations, où on l'a vue se développer dans une période avancée de la maladie. M. Sappey a vu cinq cas où elle a complètement manqué, Bamberger (2),

(1) Monneret, loc. cit.
(2) Bamberger, loc. cit.

Rokitansky (1) ont cité des cas analogues ; tous les auteurs sont d'accord pour expliquer l'absence de liquide épanché ; ils invoquent l'établissement d'une circulation collatérale assez abondante pour dégager le gros tronc de la veine porte. Monneret a signalé un fait très-singulier et qui vient parfaitement à l'appui de cette explication. C'est un cirrhotique qui avait une ascite très-considérable ; les veines sous-cutanées abdominales se dilatèrent, quelques jours après l'épanchement diminua, puis disparut complètement. Quelque temps après, ce malade étant mort d'une pneumonie, à l'autopsie, on ne trouva aucune trace de liquide dans la cavité abdominale ; mais d'un autre côté on trouva une dilatation très-considérable des veines du tronc et des veines de l'abdomen. Monneret expliqua par [l'établissement d'une grande voie dérivative, la disparition de l'ascite.

Par conséquent, et tous les auteurs sont d'accord sur ce point, on peut dire que conformément à la grande loi de physiologie pathologique si bien formulée par M. le professeur Bouillaud, l'épanchement ascitique sera d'autant plus rapide et plus considérable que la voie dérivative sera plus insuffisante.

ANATOMIE PATHOLOGIQUE.

Nous n'avons pas à faire ici l'anatomie pathologique de la cirrhose, nous n'avons qu'à parler de l'état qu'amènent dans l'œsophage et les voies digestives les dilatations variqueuses des veines œsophagiennes.

(1) Rokitansky, Anatom. patholog.

Le pharynx exploré avec soin a été trouvé parfaitement sain; il avait conservé sa coloration et sa consistance et il n'offrait aucune trace de dilatation variqueuse.

L'œsophage a offert une dilatation assez considérable, mais régulière; généralement il conserve son calibre normal.

La muqueuse peut rester intacte, garder sa consistance et sa coloration naturelles; elle peut être injectée, et offrir une coloration violacée, inégale, due au sang qui séjourne dans les petites veinules sous-muqueuses; l'épithélium n'est pas détruit, il garde tous ses caractères, le tissu conjonctif sous-muqueux peut être considérablement épaissi.

Les veines dilatées soulèvent la muqueuse et l'épithélium et leur donnent l'aspect inégal; elles renferment du sang noirâtre, des caillots plus ou moins fermes et friables, suivant l'époque où ils ont été formés et du sang liquide qu'il est facile de faire circuler; elles sont dilatées; leur calibre peut varier à l'infini depuis l'état normal où elles sont imperceptibles jusqu'à la grosseur d'une plume de corbeau; mais leur dilatation n'est pas la même sur tout le parcours; elles sont alternativement dilatées ou resserrées, à des petites tumeurs variqueuses succèdent des veines très-peu dilatées, elles forment de nombreux réseaux dont les mailles sont très-allongées; les veines amincies laissent voir le sang noirâtre qu'elles renferment; on n'a trouvé sur leurs parois ni ulcération ni déchirure.

Généralement, ainsi que nous venons de le voir, les parois des veines dilatées sont amincies; il n'en est pourtant pas toujours ainsi; les parois veineuses peuvent conserver leur épaisseur, et même dans un cas (1) les parois furent trouvées demi-opaques, fermes, présentant une épaisseur de un quart de ligne.

La surface interne est lisse, blanche; elle offre des anfractuosités qui empêchent qu'un stylet introduit dans ces veines pénètre avec facilité, ces anfractuosités ne sont autre chose que des valvules veineuses épaissies.

Les veines variqueuses n'ont jamais été vues que dans les deux tiers inférieurs de l'œsophage, la partie supérieure est toujours restée parfaitement saine; quelquefois à l'extrémité inférieure les dilatations finissent brusquement et n'empiètent pas sur le cardia, d'autres fois, ces varices diminuent à un pouce de l'orifice cardiaque, puis elles se continuent avec une seule dilatation veineuse qui se prolonge en arrière et vient faire saillie tout près du cardia, sur la face postérieure de l'estomac. On n'a jamais pu trouver sur les parois les plus amincies de ces veines une rupture ou une ulcération.

L'estomac renferme toujours une plus ou moins grande quantité de sang noirâtre mêlé à des caillots plus ou moins fermes contenus dans sa cavité; mais ses tuniques n'ont rien perdu de leur consistance, la muqueuse peut être injectée, couleur lie de vin, et présenter de petits points rouges ecchymotiques, ou bien être soulevée par de petites arborisations dilatées.

Tout l'intestin offre des traces d'un sang noirâtre liquide ou coagulé.

(1) Lediberder, Bullet. de la Soc. méd. d'observat., 1859, 3e série.

Observation 1 (Bulletins de la Société médicale d'observation, 1857, 2e série). — Hématémèse foudroyante due à des varices de l'œsophage chez un sujet atteint de cirrhose du foie et d'affection granuleuse du rein.

Pâris, âgé de 39 ans, né à Paris, cordonnier depuis son enfance, entra à l'Hôtel-Dieu le 11 avril 1830, et fut placé au n° 14 de la salle Sainte-Madeleine, division de M. Récamier.

Son père et sa mère sont morts, le premier il y a vingt-neuf ans, d'une affection de poitrine; la seconde, âgée de 59 ans, succomba il y a quelques années, à la Salpétrière. Elle avait éprouvé les symptômes de la goutte et avait subi l'opération de la cataracte. Sur dix enfants, sept garçons et trois filles, il reste seul vivant, tous les autres sont morts en bas-âge.

Santé antérieure, faible. A six ans variole légère, il dit n'avoir pas été vacciné. Première maladie sérieuse à 15 ans ; il est impossible d'obtenir des renseignements qui puissent servir à la caractériser ; à 22 ans nouvelle malaladie à peu près semblable.

Chancres vénériens à 16 ans, blennorrhagie à 22, les deux affections furent traitées par le mercure. Le malade ne s'est pas aperçu qu'il eût habituellement l'haleine courte ; il n'a jamais éprouvé de battements de cœur.

Rhumes peu intenses tous les hivers, pendant lesquels il lui est arrivé d'expectorer de temps à autre quelques crachats sanglants, jamais d'autre hémorrhagie par la bouche. Dans son enfance, épistaxis fréquentes disparaissant à la puberté. Depuis l'âge de 20 ans il est sujet à une diarrhée qui cesse et revient sous une influence légère. Toutefois, l'appétit est habituellement bon; jamais de vomissements.

Il y a douze ans apparition de tumeurs hémorrhoïdales qui ont persisté mais n'ont jamais donné de sang à aucune époque ; le malade affirme n'avoir jamais eu la jaunisse.

L'an dernier il a éprouvé quelques douleurs articulaires, notamment dans les épaules. Depuis plusieurs années, lorsqu'il a travaillé beaucoup, il éprouve de chaque côté de la région lombaire des douleurs qui n'ont pas augmenté dans ces derniers temps. Depuis la même époque, et sous la même influence, le soir il a les pieds enflés, sans que les mains, la face aient participé à cette enflure. Il y a trois ans qu'il habite rue Guérin-Boisseau au second étage, dans une chambre assez bien aérée, exposée au midi; nourriture bonne habituellement : soupe, bœuf, vin en quantité modérée, de temps en temps, légers excès.

Au mois d'octobre dernier, sans avoir fait de chute, sans avoir reçu de contusion, enfin sans cause morale ou autre circonstance appréciable il tomba malade. Etant à travailler, il éprouva subitement une douleur dans l'abdomen vers la région épigastrique en se rapprochant de l'hypochondre droit. Le ventre augmenta de volume et devint aussi gros qu'il l'est actuellement, mais il cessa d'être douleureux. Les membres inférieurs ne participent pas au gonflement de l'abdomen. A la même époque les douleurs devinrent plus vives, les urines furent moins abondantes sans avoir changé d'aspect. De la diarrhée, de la toux se déclarèrent et le malade entra à l'Hôtel-Dieu dans le service de M. Jadioux.

Il y resta trois semaines, à sa sortie la diarrhée avait cessé et le ventre avait diminué. Cet homme reprit ses travaux qu'il n'a pas interrompu jusqu'au jour où il tomba de nouveau malade, toutefois le ventre avait conservé un volume plus considérable qu'auparavant. Vers la fin du mars 1838, cet homme reçut un coup au-dessous du sein ; douze sangsues furent appliquées sur ce point, sans qu'il cessât son travail.

Le mercredi 4 avril, sans avoir fait d'excès les jours précédents, Pâris éprouva subitement de nouvelles douleurs vers la région pylorique et dans les lombes. Bientôt le ventre augmenta progressivement de volume, les urines diminuèrent, la diarrhée revint et de la fièvre se déclara. Il suspendit alors son travail et garda le lit sans faire d'autre traitement que de boire de la tisane de racines d'asperges. Au bout de huit jours il entra à l'hôtel Dieu.

Etat actuel, 12 avril 1838.—Taille de cinq pieds, face pâle et amaigrie modérement, ainsi que tout le corps, système pileux assez développé, cheveux bruns, peau blanche et fine, muscles peu prononcés, flasques. Abdomen volumineux, tendu, on y constate la présence d'un liquide, les jambes sont légèrement œdematiées autour des molécules. Deux ou trois selles liquides par jour, urines d'un rouge donnant un précipité très-abondant par l'acide nitrique.

Prescription. Bandage bien appliqué sur le ventre, un demi lavement laudanisé, tisane queues de cerises, pendant trois jours l'état du malade ne subit aucun changement appréciable.

Le 16. Dans la nuit du 15 au 16 avril, cet homme est pris de hoquet, il boit de la tisane et quelques instants après, sans avoir ressenti de chatouillements à la gorge, sans avoir toussé, sans avoir éprouvé de nausées, il rend à flots pour la bouche en quatre ou cinq fois en l'espace d'une heure, une livre environ de sang. Ce sang, examiné le matin a l'aspect de celui qu'on extrait de la veine, il se sépare en caillots et en serum. Le premier, peu considérable, offre à sa surface une couche d'un rouge vif, tandis que la partie inférieure est noire. Quelques crachats muqueux non colorés par le sang, nagent à la surface du liquide. Face pâle altérée, voix faible: réponses brèves, exprimant l'impatience et l'abattement; les jambes sont œdematiées jusque vers le milieu du mollet, peau chaude décolorée sur tout le corps, ayant une teinte œdémateuse jaune mat, légère sueur la nuit après les vomissements. Pouls petit, faible, régulier, 113 pulsations.

L'abdomen, dans son plus grand développement, à quatre travers de doigt au-dessus de l'ombilic donne 0,79c.m. sa forme est égale, cependant la région épigastrique dépasse d'un à deux pouces la saillie de la poitrine.

Les fausses côtes sont fortement déjetées en dehors. Peau lisse, tendue; légère infiltration sous-cutanée. Quelques veines peu volumineuses se dessinent à l'épigastre, sonorité tympanique depuis l'appendice xiphoïde jusqu'à un pouce au-dessous de l'ombilic. Transversalement la même sonorité existe jusqu'à quatre ou cinq pouces de la ligne médiane, puis fait place à de la matité. La percussion convenablement pratiquée fait reconnaître une fluctuation évidente. Une pression même assez forte, ne détermine que peu de douleur dans tous les points de l'abdomen. A l'hypochondre droit, la matité remonte jusqu'au niveau du mamelon et ne se prolonge pas à plus d'un pouce vers le sternum. Quelle que soit la position que l'on fasse prendre au malade, le foie est inappréciable au palper. Lèvres décolorées, langue sèche, sans rougeur sur les bords, colorée en rouge, brune au centre. Soif très-vive. A l'instant de l'interrogation, le malade vomit sans effort et sans toux, un caillot de sang noirâtre. Depuis hier matin, trois selles liquides comme de l'eau, ne contenant aucune trace de sang. De temps en temps, toux et expectoration de crachats blancs muqueux, qu'il est difficile d'apprécier au milieu du sang qui les entoure, 33 respirations égales.

Percussion de la poitrine, à la partie antérieure, son clair des deux côtés et aux points correspondants jusqu'à la base. En arrière, sonorité bien conservée, à droite et à gauche dans la partie supérieure. Mais à partir de la moitié inférieure, le son devient obscur également des deux côtés.

Auscultation : en avant, respiration rude, sans mélange de râles; en arrière, à la partie supérieure, respiration pure; dans la moitié inférieure des deux côtés, râle sous-crépitant nombreux et bien prononcé surtout dans les grandes inspirations. Bruits du cœur, clairs, réguliers, sans souffle.

Prescription : six pilules contenant chacune un grain d'alun et un quart de grain d'opium; boissons froides; lavements avec amidon.

Le 17 avril. Hier, dans la journée, le malade a vomi de nouveau et a rempli de sang presque tout un crachoir. Pendant la nuit les vomissements ont reparu et on peut évaluer à douze onces le sang qu'il a perdu. En même temps, trois selles liquides ont eu lieu depuis hier matin; elles contenaient du sang presque pur.

A la visite, face décolorée, exprimant l'anxiété, faiblesse musculaire portée au plus haut degré. Le malade n'a pas eu de syncope; pouls filiforme, régulier; très-fréquent, peau moite, sans refroidissement marqué.

Langue pâle, sèche; soif intense, aphonie complète.

De temps en temps quelques nausées et vomissements, sans efforts, de caillots sanguins noirâtres. Ce matin de fortes douleurs se sont développées dans le ventre, mais elles se sont dissipées, la pression ne les reproduit pas. L'abdomen a le même volume et les mêmes caractères que la veille. La faiblesse du malade empêche la percussion et l'auscultation en arrière. En avant, sonorité égale, respiration pure des deux côtés.

Bruits du cœur réguliers.

Boissons glacées, pilules·

Mort sans agonie, sans convulsions, deux heures après la visite.

Autopsie 24 heures après la mort.

Pâleur générale du cadavre, un peu de rigidité cadavérique, œdème des extrémités inférieures jusqu'aux genoux.

Crâne. A la surface convexe du cerveau, l'arachnoïde est soulevée par une quantité assez considérable de sérosité limpide. La séreuse a conservé toute la transparence. Le même phénomène se retrouve à la base. Les vaisseaux de la pie-mère sont exsangues; on peut enlever cette membrane avec facilité sans endommager les circonvolutions cérébrales. Le cerveau a une consistance mollasse; il est pâle; cependant son tissu ne se laisse pas écraser facilement sous le doigt. La substance grise diffère peu par sa couleur de la substance blanche. Les ventricules contiennent environ deux onces de sérosité transparente. Le septum lucidum est intact, les couches optiques, les corps striés, ne présentent aucune altération appréciable. Le cervelet n'offre rien de particulier, sa consistance est en rapport avec celle du cerveau.

Thorax. — Les deux poumons sont exempts d'adhérences. Chaque plèvre contient environ deux onces de sérosité transparente. Le poumon gauche a une couleur générale noir grisâtre; il est bosselé au bord tranchant et à la base. Cette portion du poumon, ainsi que presque tout le lobe supérieur, est souple et crépitant, mais le bord postérieur et la base sont fortement engoués et, à l'incision, laissent écouler une grande quantité de liquide séreux aéré légèrement rougeâtre. Le tissu crépite sous le doigt, et en le comprimant on peut en exprimer tout le liquide sans qu'il ait perdu de sa consistance. Les bronches contiennent un liquide semblable. La muqueuse est pâle et n'a pas perdu de sa consistance. Le poumon droit a le même aspect que le précédent et présente comme lui à son bord postérieur et à la base un engouement de même nature. Les bronches offrent des caractères identiques. La trachée et le larynx n'ont rien de particulier. Les deux poumons ne contenaient pas un seul tubercule.

Le péricarde renferme une once de sérosité limpide.

La séreuse a sa transparence normale.

Le cœur, mesuré en place a 4 pouces 2 lignes de diamètre transversal ; de la base des ventricules au sommet, 3 pouces et demi. Le ventricule gauche, presque entièrement vide, a, dans sa plus grande épaisseur indépendamment des colonnes charnues, 9 lignes : l'oreillette gauche contient un petit caillot de sang noir. L'orifice auriculo-ventriculaire gauche a 3 pouces et demi. Les cavités droites renferment du sang noir diffluent. Le ventricule droit a 3 lignes d'épaisseur, l'orifice auriculo-ventriculaire de ce côté 4 pouces 1 ligne, et la cloison 6 lignes. L'orifice de l'artère pulmonaire a 34 lignes ; celui de l'aorte a un calibre égal. Quelques caillots noirâtres diffluents sont dans l'artère pulmonaire. L'aorte laisse écouler une petite quantité de sang liquide. La surface antérieure du cœur, qui correspond au ventricule droit, est couverte d'une couche graisseuse d'une à deux lignes d'épaisseur. Les fibres charnues sont pâles et mollasses.

L'œsophage contient un peu de liquide sanguinolent.

Dans les deux tiers inférieurs, la muqueuse est soulevée par deux saillies noirâtres, ayant l'aspect de varices. En effet, en enlevant avec soin la muqueuse, on voit des vaisseaux dilatés, remplis de sang, en partie liquide, en partie noirâtre et coagulé.

Ces vaisseaux présentent des dilatations et des resserrements. Dans quelques points, leur volume égale celui d'une plume à écrire, mais ils sont généralement plus petits. Leurs parois sont extrêmement minces, leur surface interne est lisse et offre des anfractuosités qui empêchent qu'un stylet introduit dans leur intérieur pénètre avec facilité. On dirait de véritables valvules veineuses; en somme, les vaisseaux sont de véritables veines variqueuses. La muqueuse qui les recouvre n'est que légèrement injectée, elle n'a pas perdu de sa consistance. Il ne nous a pas été possible d'apercevoir une ouverture qui ait pu donner issue au sang perdu par le malade.

Abdomen. — En ouvrant le péritoine, il s'écoule un liquide transparent, jaune citrin, dont on peut évaluer la quantité à 5 ou 6 litres. Ce liquide renferme de petits flocons membraneux qui nagent à son intérieur. Le péritoine viscéral et pariétal ne présente ni injection ni fausses membranes. La masse des intestins a un aspect blanc-rosé. Le grand épiploon contient beaucoup de graisse. Tout le mésentère est également chargé d'une énorme quantité de graisse d'un beau jaune, sans injection dans l'épaisseur, qui est au moins d'un pouce. De la sérosité est aussi infiltrée entre ses feuillets.

L'estomac est fortement distendu. La grosse extrémité présente antérieurement et postérieurement une teinte rougé-brun. Une incision pratiquée sur la petite courbure donne issue à des gaz fétides. On voit alors dans la cavité du viscère une livre environ de sang noirâtre, en partie coagulé, en partie sous forme d'un liquide couleur de vin foncé. Les caillots ressemblent, par leur coloration et leur consistance, à de la confiture de groseilles de mauvaise qualité. Avant le lavage, la surface interne a la teinte du liquide qui la baignait et est tapissée par un enduit muqueux assez consistant qui s'enlève par le lavage. Après cette dernière opération, la muqueuse stomacale paraît d'un rouge lie de vin à peu près uniforme et sans injection. Par un examen attentif, on aperçoit des petits points blanchâtres formant une légère saillie et dont la grosseur varie depuis la tête d'une épingle jusqu'à un point imperceptible. Ces points blanchâtres sont surtout très-prononcés à l'extrémité gauche et sur les faces latérales, près du cardia. Toute la portion droite de la surface interne présente une coloration d'un blanc rosé après qu'on l'a debarrassée des mucosités rougeâtres qui la recouvraient. Toute cette surface stomacale est lisse et n'a pas les rides accoutumées. La muqueuse enlevée au grand cul-de-sac donne des lambeaux d'un pouce, tandis que vers la portion pylorique on obtient des lambeaux de plus de deux pouces. Les points blanchâtres indiqués plus haut siégent dans l'épaisseur de la muqueuse ; cette dernière est plus mince dans le grand cul-de-sac que partout ailleurs; là elle n'offre pas de villosités appréciables. En somme, il n'existe à la surface interne de l'estomac aucune trace d'érosion. Le tissu sous-muqueux ne présente rien de remarquable.

Le duodénum est rempli d'un liquide sanguinolent d'une couleur vineuse. La muqueuse est couverte d'un enduit filant, analogue à celui de l'estomac ; elle offre au-dessous une légère teinte rougeâtre sans aucune espèce d'injection ; sa consistance est bonne ; on ne voit pas de granulations dans son épaisseur.

Tout l'intestin grêle, jusqu'au cœcum, laisse échapper un liquide de même couleur à peu près que celui du duodénum, mais dont la teinte devient de plus en plus claire à mesure qu'on approche du gros intestin. Dans les quinze premiers pieds, la muqueuse est couverte d'un enduit gluant, couleur chocolat au lait. Au dessous elle conserve cette teinte mais moins foncée ; elle ne présente du reste aucune injection, aucune perte de consistance, aucune ulcération. De ce point jusqu'au cœcum, l'enduit qui revêt la muqueuse et cette muqueuse elle-même sont beaucoup moins colorés.

A partir de cinq pieds au-dessous du duodénum, on voit de distance en distance, des plaques de Peyer dont la surface est granuleuse comme celle de la muqueuse de l'estomac. Ces plaques ne font pas de saillie au-dessus de la membrane sur laquelle elles tranchent par leur coloration. On voit aussi ça et là des follicules isolés sous forme de petites saillies blanchâtres.

La valvule iléo-cœcale n'offre aucune altération. Le cœcum renferme le liquide indiqué avec la même coloration. La muqueuse est imbibée par ce liquide et présente en outre quelques parties légèrement arborisées en rouge. Les colons ascendant, transverse, descendant, et le reste du gros intestin ne présentent ni ulcération, ni ramollissement appréciable.

Le foie est entièrement caché au dessous des fausses côtes. En incisant la veine-cave au dessus du diaphragme, il s'en écoule un sang tout à fait liquide sans mélange de caillots. Le foie mesuré a 9 pouces transversalement, et 5 pouces dans le diamètre antéro-postérieur.

Il a un aspect ratatiné. Examiné à la face supérieure recouverte par le péritoine et la capsule de Glisson, il présente une teinte générale jaunâtre, striée ça et là de petites arborisations rouges, et obscurcie par l'épaisseur de la membrane fibreuse qui donne en certains points une coloration légèrement lactescente. Examinée de près, cette surface est inégale, ridée, hérissée de petites aspérités formées par des grains offrant deux colorations bien tranchées ; l'une foncée, verdâtre, plus rare et n'existant pas partout, l'autre jaune-paille, beaucoup plus commune. C'est entre les sillons que ces granulations laissent entre elles que se voient principalement les arborisations rouges formées par de petits vaisseaux deliés qui semblent emerger de la substance du foie pour s'épanouir à la surface de cet organe. La face inférieure offre la même coloration générale, les granulations à double couleur jaune, les injections arborisées ; seulement ces dernières sont plus fortes vers le bord tranchant et dans la portion gauche où l'on voit des veines dilatées, ayant la grosseur d'une épingle. Le ligament suspenseur contient beaucoup de graisse qui se trouve aussi en grande abondance autour des vaisseaux biliaires ; du tissu fibreux très épais double le péritoine qui se réfléchit sur le foie.

La vésicule biliaire, très-petite, est cachée sous la face inférieure du foie et n'atteint pas le bord tranchant. Elle a un aspect blanc jaunâtre, ses parois sont épaissies, ce qui tient à la membrane fibreuse hypertrophiée ; elle renferme environ une cuillerée à bouche de bile épaisse d'un vert jaunâtre. La membrane muqueuse n'est ni injectée, ni ramollie. Les conduits biliaires sont libres dans toute leur étendue, et ne présentent aucune altération. Une injection poussée dans la veine-porte a fait voir que les arborisations qui existaient à la surface du foie étaient formées par des ramifications de cette veine qui envoie des branches jusque sur les parois de la vésicule. Une autre injection pratiquée dans un des conduits biliaires a démontré que chaque point verdâtre correspondait à l'extrémité déliée d'un conduit biliaire placé au centre d'une granulation jaunâtre. Le foie étant incisé, a offert une densité et une ténacité remarquables. A la déchirure, il laissait voir une foule de petites granulations jaunâtres, semées dans les mailles d'un tissu très-resistant, fibreux.

La rate a 6 pouces de haut en bas, 4 pouces transversalement. Elle est recouverte par une membrane fibreuse excessivement épaisse qui, à la face externe, acquiert une consistance presque cartilagineuse. Du tissu graisseux existe à la surface et pénètre au-dessous de cette membrane si dense dont l'épaisseur à la face externe est de 2 à 3 lignes ; elle est disposée par couches. La rate ainsi développée est molle, flétrie et comme contenue dans un sac trop grand pour elle. A l'intérieur, elle est exsangue et offre un aspect analogue à celui du tissu musculaire, plus les stries blanches formées par les vaisseaux. Le tissu est mollasse et laisse pénétrer le doigt avec assez de facilité.

Reins. — Le gauche a 4 pouces et demi de haut en bas ; il est plongé au milieu d'une couche de tissu adipeux ayant 1 pouce d'épaisseur. La membrane fibreuse est mince et s'enlève avec facilité ; à la face supérieure, il présente quelque scissure. La couleur générale est jaune, avec quelques plaques rosées. Cette couleur jaune est due à la présence d'une multitude de petits points d'un bleu jaunâtre, dont les plus volumineux ne dépassent pas un grain de semoule. Les plaques roses sont formées par une injection vasculaire très-fine disposée en arborisations ; en fendant le rein longitudinalement, on voit que les deux substances ont à peu près la même coloration, mais que la corticale a pour ainsi dire envahi les cônes tubulaires. Le tissu du rein est complètement exsangue, il est mou et très-friable à sa partie corticale. Le bassinet et l'uretère n'offrent rien de particulier. Le rein droit a 4 pouces de haut en bas, il présente le même aspect jaune, granuleux et marbré ; en l'incisant, il a à peu près les mêmes caractères que le précédent, seulement il semble que deux cônes ont disparu pour faire place au tissu granuleux.

La vessie contient une petite quantité d'urine jaunâtre et trouble : sa surface interne est d'un blanc mat. La muqueuse n'est pas injectée ; elle a une bonne consistance.

ETIOLOGIE.

Les causes bien connues et généralement acceptées de la cirrhose du foie ne sont pas nombreuses; en première ligne on peut certainemant placer l'abus des spiritueux.

Les anciens avaient remarqué la fréquence des maladies du foie chez les individus adonnés aux excès de boissons. Les Anglais appellent le foie cirrhotique Gindrinkeis live (foie des buveurs de gin), Budd et Frerichs (1) ont noté que cette affection est très-commune sur la côte septentrionale de l'Allemagne et qu'on l'observe plus fréquemment à Kiel, ville maritime, où l'on abuse des liqueurs alcooliques, qu'à Gœttingue ou à Breslau, villes du centre où l'on boit surtout du vin et de la bière. Lancereaux (2) a fait de la cirrhose alcoolique une variété nettement caractérisée et distincte de toutes les autres ; au début, on observe une augmenmentation considérable du volume du foie, à laquelle succède l'induration atrophique; cette variété se distin-

(1) Frerichs, Traité pratique des maladies du foie.
(2) Lancereaux, Dict. encycl. des sciences méd., 1865, art. Alcoolisme chronique.

Audibert.   3

guerait encore par un épanchement ascitique très-considérable ; il l'a observée trente et une fois sur trente-cinq cas.

La fréquence de la cirrhose dans l'Inde a été attribuée par Budd à l'usage immodéré de condiments trop énergiques, et surtout du curil; on a noté aussi le café trop fort, etc.

Les inflammations des organes voisins peuvent se propager au foie et devenir la cause de la cirrhose; la péritonite générale ou partielle a été observée comme cause de cirrhose; on a noté aussi comme agissant de la même façon l'inflammation de l'estomac, du duodénum et de l'intestin grêle.

M. le professeur Gubler admet la syphilis comme pouvant déterminer la cirrhose; depuis divers auteurs et entre autres MM. Hardy et Béhier (1) avaient nié le rapport de ces deux maladies et n'avaient voulu voir là qu'une simple coïncidence ; d'après M. le Dr Cornil (2), il résulte d'un grand nombre de faits portés à la Société anatomique et à la Société de biologie, que la syphilis détermine du côté du foie, soit la production de gommes accompagnées ou non d'hépatite interstitielle, soit un épaississement pur et simple des cloisons interlobulaires, c'est-à-dire une véritable cirrhose dans le sens anatomique du mot.

Becquerel (3) citait les maladies du cœur comme causes très-fréquentes de cirrhose ; depuis, quelques auteurs avaient voulu nier complètement cette cause. Sans attribuer aux maladies du cœur la fréquence que leur don-

(1) Hardy et Béhier, Traité de pathologie interne, t. III.
(2) Duperray, Thèse inaugurale, Paris, 1867.
(3) Becquerel, Archives gén. de méd., 1840, 3ᵉ série, t. VII et VIII.

naît Becquerel, on peut croire avec Hardy et Béhier et
d'autres auteurs qu'il ne faut pas rejeter entièrement
cette opinion ; on voit souvent une maladie de cœur
coïncider avec une cirrhose de cause alcoolique.

La cirrhose a été observée par Rilliet et Barthez (1)
chez de jeunes enfants ; Weber l'a vue chez un mort-né
dans un accouchement gémellaire ; dans ces cas il n'est
pas facile d'indiquer la cause de la maladie. Nous pour-
rons en dire autant pour la femme de Lariboisière ; on
ne trouvait dans ses antécédents rien de ce qui est connu
de l'étiologie de la cirrhose, ni alcoolisme, ni syphilis,
ni fièvre intermittente, ni maladie du cœur.

SYMPTÔMES.

Il est bien difficile d'indiquer les symptômes propres
aux varices œsophagiennes ; l'hématémèse est, dans les
observations que nous rapportons, le seul signe qui eût
pu mettre sur la voie de cette affection. Frank (2) indi-
que comme signes la dysphagie, la cardialgie, le vomissement de sang et surtout la présence dans le pharynx de tumeurs variqueuses des veines ; ce dernier
signe a complètement manqué dans les deux cas ; le
pharynx a été ouvert, on a recherché à l'autopsie s'il
n'y avait pas de varices, mais les veines avaient conservé
leur volume normal ; la dysphagie et la cardialgie ont
aussi complètement manqué, ou du moins n'ont pas été
assez fortes pour attirer l'attention du médecin ; ainsi,

(1) Rilliet et Barthez, Maladies des enfants.
(2) Frank, loc. cit.

il ne reste plus que l'hématémèse ; celle-ci se produit dès le début de la maladie avec tous les signes qui caractérisent le rejet du sang provenant de l'estomac ; elle peut être précédée de malaise général qui peut même être assez intense pour forcer le malade à garder le lit ; elle est suivie du cortége habituel de toute hémorrhagie : étourdissements, tintements d'oreilles, vertiges, enrouement pouvant aller jusqu'à l'aphonie complète, décoloration, pâleur de la peau et des muqueuses; pouls petit, faible, régulier, pulsations plus nombreuses, prostration, syncope, etc. Tous ces signes sont en raison de la quantité du sang perdu. Après ces vomissements, on voit parfois des crachats sanglants, des melæna persister pendant un temps plus ou moins long.

Les hématémèses se produisant quand la cirrhose est déjà ancienne et arrive à la dernière période, et suivies ou précédées d'épistaxis, d'hémorrhagies sous-cutanées ou sous-muqueuses, n'indiquent nullement un état variqueux des veines de l'œsophage ; on a vu bien souvent ces hémorrhagies se produire à la période ultime de la maladie sans que les veines de l'estomac ou de l'œsophage eussent subi une dilatation variqueuse.

Les autres symptômes de la cirrhose seront les mêmes qui se rencontrent généralement dans cette affection ; la rate sera tuméfiée, seulement l'ascite se montrera beaucoup plus tard, à cause de la voie dérivative abondante offerte au sang de la veine-porte ; par cette même raison, on notera un très-léger développement des veines sous-cutanées abdominales, et même ces veines pourront garder leur calibre ordinaire.

DIAGNOSTIC.

Si, dès le début de la cirrhose, alors que cette maladie ne s'est manifestée encore par aucun de ses symptômes habituels, une hématémèse abondante vient à se produire, il ne sera pas facile d'en indiquer la source ni d'en faire le diagnostic.

Le cancer de l'estomac ne donne lieu que très-rarement à une hématémèse abondante ; généralement le sang rejeté dans cette affection est en quantité peu considérable, noirâtre et mêlé à de nombreux caillots ; le médecin sera du reste mis sur la voie par la marche de la maladie ; le cancer a, pour ainsi dire, une évolution fatale, que rien ne peut enrayer, et il fait des progrès constants ; le malade se plaint de douleurs à l'épigastre, douleurs sourdes et qui manquent bien rarement.

Le diagnostic sera plus difficile avec l'ulcère simple de l'estomac. Quelquefois une hématémèse abondante de sang en nature est le premier signe de l'ulcère simple de l'estomac ; ce sang est rutilant s'il provient d'une artériole, noir si l'ulcération a atteint une petite veine ; il peut être rejeté en quantité très-considérable ; de plus, à cette premier hématémèse peut succéder un temps plus ou moins long de calme et de bien-être pendant lequel le malade peut se croire parfaitement rétabli ; plus tard le diagnostic sera beaucoup plus facile ; une douleur vive, soit dans le point épigastrique, soit dans le point spinal, douleur qui manque rarement dans l'ulcère simple de l'estomac, viendra indiquer, sans que l'on puisse s'y méprendre, que l'on a affaire à cette dernière affection. De plus dans ces deux affections de l'estomac, cancer et ulcère simple, on observe toujours des vomissements qui se produisent dans un temps plus ou moins rapproché des repas et qui contiennent mêlées aux aliments des matières muqueuses et bilieuses, accumulées dans l'estomac pendant l'intervalle des digestions.

Certaines affections de l'œsophage peuvent donner lieu à une hématémèse, abondante, ainsi l'ulcération et le cancer ; mais ces affections sont rares et seront reconnues d'après l'état général.

Obs. II (Observation que je dois à l'obligeante amitié de M. Fioupe, interne du service). — Cirrhose du foie. — Hématémèse. — Varices œsophagiennes.

M... (Victorine), domestique, 36 ans, salle Sainte-Geneviève, 19, hôpital Lariboisière, service de M. le Dr Siredey.

Pas de fièvre intermittente, pas d'antécédent syphilitique ni alcoolique. Santé parfaite jusqu'à la fin de l'année 1871, époque à laquelle survint de l'ictère, une perte presque absolue de l'appétit et une faiblesse générale assez grande pour forcer cette femme à quitter son travail et à entrer à l'hôpital. Elle fut admise à Lariboisière, dans le service de Duplay où se trouvait à cette époque la religieuse de notre salle Sainte-Geneviève qui a confirmé les renseignements suivants fournis par la malade : A ce moment déjà, la rate présentait une augmentation de volume considérable contre laquelle fut administré vainement le sulfate de quinine. Pendant le cours de ce traitement, premier vomissement de sang, extrêmement abondant et suivi pendant plusieurs jours, de selles noires ressemblant à du marc de café. La perte de l'appétit fut le seul symptôme gastrique ayant précédé cette hématémèse qui ne s'accompagna et ne fut suivie d'aucune sensibilité à la région épigastrique. La malade se remit assez rapidement de cette perte de sang et put quitter l'hôpital, après quelques semaines de séjour, dans un état plus satisfaisant qu'au moment de son entrée.

Mais cette amélioration ne fut pas de longue durée, l'appétit se perdit de nouveau, les forces déclinèrent, l'ictere persista, et cette femme, à bout de ressources, entra une seconde fois à l'hôpital vers le milieu de l'année 1872.

A cette époque, M. Siredey fut surtout frappé par la généralisation et l'intensité de l'ictère, par l'amaigrissement et la faiblesse générale de la malade. En outre le ventre était remarquable par son volume exagéré. Néanmoins, pas d'ascite, pas de développement des veines sous-cutanées abdominales. Les dimensions du foie étaient normales, seule la rate, très-facilement accessible à la palpation, grâce à la flaccidité des parois abdominales, présentait une augmentation de volume considérable, puisque, pour ne parler que de sa limite inférieure, elle s'avançait à droite jusqu'à 6 ou 7 centimètres de l'arcade de Fallope. Langue nette, rosée, pas de nausées ni de vomissements, garde-robes régulières et colorées, urines très foncées, ictériques. sans sucre ni albumine.

Rien du côté du cœur et des poumons. Bruit de souffle dans les vaisseaux du cou.

Pas de tuméfaction des ganglions cervicaux, axillaires et inguinaux.

L'examen histologique du sang montre que le nombre des globules blancs n'était pas augmenté.

Ne sachant à quelle affection rapporter cette hypertrophie splénique, M. Siredey prie M. le Dr Guyot de vouloir bien venir lui donner son avis. La leucocythémie et l'impaludisme furent tout d'abord écartés, puisque d'une part, l'examen du sang avait permis de constater une proportion normale des globules blancs aux globules rouges, et que d'autre part, le traitement antérieur par le sulfate de quinine avait été impuissant. On écarta également l'idée d'une cirrhose du foie que rendaient improbable le volume normal du foie, l'absence d'ascite et de la dilatation des veines sous-cutanées abdominales, et surtout la persistance d'une coloration ictérique très-prononcée. Etait-on en présence d'une diathèse syphilitique? Malgré le peu de probabilité de cette hypothèse (absence de tout antécédent syphilitique et d'autres signes actuels de l'infection) on fut d'avis d'essayer l'iodure de potassium. Ce médicament fut prescrit et continué pendant deux mois environ à la dose de 2 à 4 grammes, mais sans résultat.

Sur ces entrefaites, la malade, ayant demandé à sortir pour quelques heures, rentra le soir même à l'hôpital et eut dans la nuit une indigestion.

On reconnut d'abord dans les matières vomies des fragments d'œufs, des grains de raisins, puis à ces vomissements alimentaires, succéda une effroyable hématémèse de deux litres environ suivie pendant vingt-quatre heures de selles marc de café. Glace, eau de Nobel, etc. L'hémorrhagïe s'arrêta le jour même et quelque temps après, la malade, dont l'état général s'était amélioré, demanda de nouveau à quitter l'hôpital. A sa sortie la coloration ictérique persistait, la rate était aussi grosse, le foie avait son volume normal. Pas d'ascite. Pas d'œdème des membres inférieurs. Aucune dilatation des veines sous-cutanées abdominales.

Le 6 janvier 1873, la malade entre pour la troisième fois à l'hôpital dans l'état suivant :

Amaigrissement considérable, état cachectique, grande faiblesse générale.

La peau, les conjonctives, la muqueuse palatine et la face inférieure de la langue offrent une teinte ictérique très-prononcée.

Température normale, 84 pulsations.

Embarras gastrique, inappétence, langue saburrale, digestions pénibles, constipations.

Le foie est resté normal.

Rate très-grosse, indolore, mobile, occupant presque tout l'hypochondre gauche, s'avançant jusqu'à l'ombilic et descendant jusqu'à trois travers de doigt environ de l'épine iliaque antérieure et supérieure. Sa surface est régulièrement convexe.

Pas d'ascite, pas d'œdème des membres inférieurs. Les veines sous-cutanées abdominales ne sont nullement dilatées.

Urines ictériques, sans albumine.

Pas d'engorgement ganglionnaire, état normal des globules blancs du sang.

Rien au cœur et aux poumons.

Dans la soirée du 12 janvier, épistaxis abondante, la malade se plaint d'une douleur sourde au niveau de la région épigastrique et éprouve des fourmillements et des crampes dans les membres inférieurs qui sont le siége de varices très-accusées. A la partie inférieure des deux jambes, on constate les cicatrices d'un ulcère variqueux.

Pendant le dernière quinzaine de janvier, cinq à six épistaxis légères avec réapparition des douleurs sourdes à l'épigastre.

En février, l'état général de la malade ne subit aucune modification ni en bien ni en mal. Dans les derniers jours de ce mois deux melæna non précédées ni suivies d'hématémèse.

Mars et avril. Rien de particulier à noter.

Mai. Les forces déclinent, trois épistaxis légères.

24 juin. Faiblesse générale très-grande. Les deux articulations du genou sont le siége de douleurs assez vives, sans rougeur ni épanchement.

Juillet et août. Même état, trois épistaxis.

Septembre. Démangeaisons très-vives avec papules de prurigo.

Octobre. Dans les quinze premiers jours, trois épistaxis et deux melæna suivies d'une augmentation très-notable de la faiblesse. Vers la fin du mois, vomissements bilieux. Selles couleur chocolat. Les varices des membres inférieurs s'enflamment.

Novembre. Le ventre se ballonne. Le foie diminue notablement de volume. Apparition de l'ascite sans dilatation des veines de l'abdomen. Rate énorme.

Décembre. L'épanchement péritonéal a beaucoup augmenté, l'œdème des membres inférieurs apparaît avec une nouvelle poussée de phlébite, cataplasmes, jambes étendues sur un coussin incliné.

Hernie ombilicale avec un amincissement considérable de la peau faisant craindre une perforation spontanée.

On essaye vainement de contenir la hernie avec de la ouate collodionnée et un bandage de corps.

Le 17, la fièvre s'allume, dyspnée intense, toux, râles, sibilants et ronflants dans toute la hauteur de deux poumons. On entend très-nettement à la base du cœur un bruit de frottement péricardique.

Le 18. Erythéme des membres inférieurs œdematiés suivis quelques jours après de taches ecchymotiques.

Le 23. La dyspnée est telle qu'on est obligé de pratiquer la paracentèse; issue de cinq litres un quart d'un liquide jaune clair, très-albumineux.

Quelques jours après, le bruit de frottement péricardique disparaît, mais la cachexie s'accuse de plus en plus. L'ictère devient de plus en plus foncé. L'inappétence est à peu près absolue. La malade ne prend plus qu'un peu de vin et de café. L'œdème des membres inférieurs persiste sans prendre toutefois des proportions considérables. La langue se dessèche et à plusieurs reprises se montre du muguet qui est toujours combattu avec succès par un collutoire boraté et des lotions alcalines.

Vers la fin de janvier 1874, nouvelle hématémèse d'une cuvette environ, suivie de melena pendant plusieurs jours. Cette abondante perte de sang jette la malade dans un état de faiblesse telle que malgré l'eau-de-vie, le vin de Bagnols et le café, il est impossible de la remonter. Les muqueuses et la peau sont d'un jaune très-pâle, comme si l'ictère avait diminué d'intensité. Le foie devient de plus en plus petit. La rate est toujours énorme, l'ascite reste dans des proportions moyennes. Pas de développement notable des veines superficielles de l'abdomen. Extrémités froides, légèrement œdématiées. Pas d'albumine dans les urines. Enfin à l'examen histologique du sang, voici ce que nous constatons : 1° Les globules rouges du sang ne forment pas de piles et présentent un état crénelé très-accentué; 2° le rapport des globules blancs aux globules rouges nous paraît être de 1 pour 20 environ. Ces globules blancs sont de deux sortes : les uns, volumineux, ont plusieurs noyaux, les autres, plus petits, n'ont qu'un seul noyau. Dans les derniers jours, la face se grippe de plus en plus, les yeux sont injectés, les cornées se ternissent, les pupilles sont considérablement dilatées. Apparition d'ecchymoses sous conjonctivales ; la malade loin de se plaindre, accuse plutôt une sorte de bien-être. Un subdelirium se montre d'abord la nuit, puis le jour et devient continu. Refus de toute espèce d'aliments. Mort le 31 janvier.

Autopsie, trente-six heures après la mort.

La *boîte crânienne*, l'*encéphale* et ses *enveloppes* ne présentent rien d'anormal.

Dans les *poumons*, pas de tubercules. Quelques ecchymoses sous-pleurales, surtout à droite, semblables à celles que l'on rencontre chez les individus morts par suffocation.

Le *péricarde* contient 30 grammes environ d'un liquide jaunâtre. Pas d'adhérence des deux feuillets, mais traces manifestes de péricardite ancienne, révélée par des plaques blanchâtres au niveau de la face antérieure du cœur. La plus considérable d'entre elles siége au-dessus du sillon auriculo ventriculaire droit, entre l'aorte et l'artère pulmonaire.

Le *cœur* présente une coloration jaune très-prononcée. Les valvules sont saines.

Les *ganglions péri-bronchiques* et *péri-œsophagiens* sont légèrement hypertrophiés et pigmentés.

Le *foie* adhère aux parties voisines, il est diminué de volume, 26 cent. dans son diamètre transversal et 15 cent. dans l'antéro postérieur. La capsule de Glisson est épaissie et présente des plaques blanchâtres sur plusieurs points de la face convexe. La consistance de l'organe est augmentée. L'aspect granité est exagéré; mais ce qui frappe surtout, c'est la coloration vert olive que présentent les granulations. La teinture d'iode ne révèle aucune trace de matière amyloïde.

La vésicule biliaire contient quelques grammes de bile d'une couleur jaune verdâtre, sans calculs. Les parois sont plus épaisses qu'à l'état normal. Le cathétérisme des canaux cystique et chlolédoque nous montre les conduits parfaitement libres. Leur calibre ne paraît pas augmenté.

L'examen histologique du foie a été fait par M. Debove, qui, outre une hyperplasie considérable du tissu conjonctif interstitiel a trouvé dans certains points une dilatation considérable des dernières ramifications biliaires.

La *rate* est très-hypertrophiée, 28 cent. dans sa longueur et 18 cent. dans sa largeur. Sa capsule est très-épaissie; à la coupe, nous tombons en deux ou trois points sur de véritables infarctus dont la coloration noirâtre tranche sur la teinte rouge du tissu voisin.

Les *reins* sont jaunâtres, de volume normal, sans dégénérescence amyloïde.

L'*estomaç* est sain.

L'*intestin* ne paraît pas altéré, si ce n'est la première portion du rectum qui est le siége d'un petit nombre d'ulcérations des follicules clos.

L'*œsophage* au contraire, nous présente des altérations du plus haut intérêt, car à défaut d'une lésion de l'estomac, elles nous montrent le siége des abondantes et fréquentes hématémèses qu'a eues la malade.

Dans la moitié inférieure de ce conduit, on aperçoit sous la muqueuse de nombreuses veines variqueuses injectées d'un sang noir et formant un réseau à mailles allongées. Ces dilatations veineuses s'arrêtent brusquement au niveau du cardia. La muqueuse œsophagienne est saine, pas d'ulcération, pas d'ecchymose.

MARCHE, PRONOSTIC.

Il est impossible de savoir à quel moment se forment les varices de l'œsophage ; elles se révèlent seulement par l'hématémèse ; dans ce cas la cirrhose suit sa marche ordinaire, mais le pronostic est très-aggravé ; les varices œsophagiennes deviennent une complication redoutable, car elles peuvent d'un moment à l'autre donner lieu à des hématémèses abondantes qui laissent les malades dans un état de faiblesse excessive, et même les malades peuvent être très-rapidement emportés à la suite d'une de ces hémorrhagies par une maladie aiguë intercurrente.

TRAITEMENT.

Nous n'avons pas ici à parler du traitement de la cirrhose ; nous dirons seulement un mot des indications qui seront fournies par les hématémèses, contre lesquelles on emploiera du reste le traitement qu'on emploie contre toutes les hémorrhagies de l'estomac.

Si le malade encore vigoureux éprouvait quelques symptômes précurseurs, tels que étourdissements, tintements d'oreilles, vertiges, on pourrait peut-être faire avec succès une saignée pour combattre la tension sanguine et éviter peut-être l'hématémèse.

On devra donner des boissons glacées. La glace en petits fragments à sucer peut être aussi employée ; on peut encore se servir de la glace en l'appliquant sur l'épigastre, on pourra aussi employer des révulsifs, sinapismes aux membres inférieurs, etc.

On emploie aussi avec quelque succès les astringents, la ratanhia, un gramme dans une potion gommeuse, l'alun. Mais si les hémorrhagies étaient rebelles, si elles résistaient à l'emploi de ces moyens, on devrait recourir au perchlorure de fer ; on le donne avec un très-grand succès dans les cas d'hématémèses dues à un ulcère simple de l'estomac, ainsi que dans la chlorose ; il agit en raison de ses vertus styptiques, coagulantes, ainsi que de ses propriétés reconstituantes. Il serait préférable de l'employer seulement dilué dans une plus ou moins grande quantité d'eau, mais son administration serait difficile ; pour le faire accepter des malades, il faut le faire prendre dans de l'eau sucrée, du sirop ou dans une potion gommeuse. Le perchlorure de fer, assez désagréable à cause de sa saveur, est en général très-bien supporté.

CONCLUSIONS.

1° Dans la cirrhose du foie, la veine coronaire stomachique et les veines œsophagiennes peuvent être la prin-
cipale voie suivie par le sang de la veine-porte pour
rentrer dans la circulation générale.

2° Si cette voie était suffisante pour suppléer la circulation en retour de la veine-porte dans la veine-cave,
l'ascite et le développement des veines sous-cutanées
abdominales pourraient faire complètement défaut ou
se montrer dans une période très-avancée de la maladie.

3° L'absence de ces deux signes rendra encore plus
incertain le diagnostic de la cirrhose, déjà si difficile ;
mais, connaissant ces faits, le médecin ne sera pas arrêté
si par exclusion il est arrivé à établir le diagnostic pro-
bable, cirrhose du foie.

4° La pression excessive exercée contre les parois des
veines œsophagiennes peut devenir la cause d'une dilatation variqueuse, source d'hématémèses qui aggrave-
ront le pronostic de la cirrhose et feront craindre une
terminaison rapide.

Paris. A. Parent, imprimeur de la Faculté de Médecine, rue Mr-le-Prince, 31.